Institut Zander
d'Aix-les-Bains

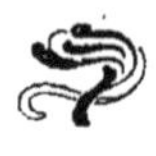
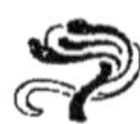
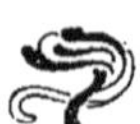

LA MÉCANOTHÉRAPIE

à l'Institut Zander
d'Aix-les-Bains.

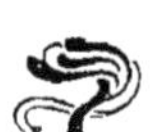

CONFÉRENCE

faite à **GENÈVE**

A LA RÉUNION DES MÉDECINS
de la Compagnie des Chemins de fer Paris-Lyon-Méditerranée
le 21 août 1904.

PAR

Le Docteur P. GUYENOT

LAURÉAT DE L'ACADÉMIE DE MÉDECINE
ANCIEN SECRÉTAIRE DE LA SOCIÉTÉ D'HYDROLOGIE DE PARIS
MEMBRE DE LA SOCIÉTÉ FRANÇAISE DE PHYSIQUE
DIRECTEUR DE L'INSTITUT ZANDER D'AIX-LES-BAINS

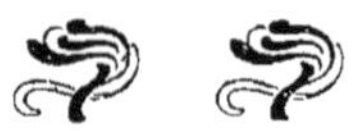

AIX-LES-BAINS
IMPRIMERIE GÉRENTE
RUE DE GENÈVE

1904

Institut Zander
d'Aix-les-Bains

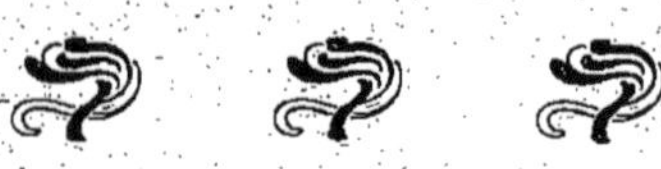

LA MÉCANOTHÉRAPIE

à l'Institut Zander
d'Aix-les-Bains.

CONFÉRENCE

faite à **GENÈVE**

A LA RÉUNION DES MÉDECINS
de la Compagnie des Chemins de fer Paris-Lyon-Méditerranée
le 21 août 1904.

PAR

Le Docteur P. GUYENOT

LAURÉAT DE L'ACADÉMIE DE MÉDECINE
ANCIEN SECRÉTAIRE DE LA SOCIÉTÉ D'HYDROLOGIE DE PARIS
MEMBRE DE LA SOCIÉTÉ FRANÇAISE DE PHYSIQUE
DIRECTEUR DE L'INSTITUT ZANDER D'AIX-LES-BAINS

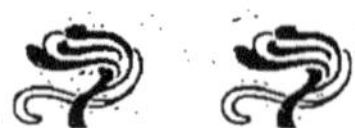

AIX-LES-BAINS
IMPRIMERIE GÉRENTE
RUE DE GENÈVE
—
1904

OUVRAGES DU MÊME AUTEUR

La Dengue et l'Influenza. — Journal de Médecine de Paris (1889).

Eaux minérales naturelles autorisées de France et d'Algérie. — Leur analyse, leurs applications thérapeutiques (en collaboration avec Ed. Egasse, avec une préface de Dujardin-Beaumetz, membre de l'Académie de Médecine). — Grand in-8° de 600 pages, 2e édition. — Paris 1902. — Société d'éditions scientifiques.
Prix.. **7** fr. **50**

Contribution à l'Étude des Propriétés thérapeutiques et toxiques du Condurango et de la Condurangine. Grand in-8° de 72 pages. — Paris, 1889.
Prix.. **2** francs

De l'action physiologique et thérapeutique de la famille des chlorurées. — Communication à la Société d'Hydrologie médicale de Paris. — Paris 1892. — Société d'éditions scientifiques.
Prix.. **1** franc

Notice médicale sur Saint-Gervais-les-Bains. — Wallon, éditeur. — Vichy, 1892.
Prix.. **1** franc

Notice médicale sur les Eaux minérales naturelles de Brucourt (Calvados). — Wallon, éditeur. — Vichy, 1893.

Sur une nouvelle méthode d'application des courants électriques à l'aide de l'eau et de la vapeur d'eau. — Douches hydro-électriques. Congrès de Rome, 1894. — Wallon, éditeur. — Vichy, 1894.

Étude physique des Eaux thermales d'Aix-les-Bains. — Thermalité. — Electricité. — Ouvrage récompensé par l'Académie de Médecine. — Paris, 1895. — A. Maloine, éditeur.
Prix.. **2** francs

La Chaleur radiante lumineuse, agent thérapeutique. — Ouvrage récompensé par l'Académie de Médecine. — Paris 1901. — A. Maloine, éditeur.
Prix.. **2** fr. **50**

Article : Mécanothérapie. — Traité de Thérapeutique de Manquat, 5e édition. — Paris, 1903. — J.-B. Baillère, éditeur.

La Mécanothérapie

A L'INSTITUT ZANDER D'AIX-LES-BAINS

CONFÉRENCE faite à Genève à la Réunion des Médecins de la Compagnie des Chemins de fer Paris-Lyon-Méditerranée, le 21 août 1904.

Messieurs,

Grâce à la bienveillante autorisation de M. le Médecin en chef, je vais vous entretenir du traitement des suites d'accident par la Mécanothérapie et les agents physiques tel qu'il se pratique à l'Institut d'Aix-les-Bains. Plusieurs d'entre vous ont eu déjà l'occasion d'avoir recours à ce service médical de création récente; ils ont pu, par conséquent, se faire une opinion sur son utilité, soit au point de vue thérapeutique proprement dit, soit pour nous permettre de reconnaître plus facilement certaines simulations d'impotence fonctionnelle.

Jusqu'à ces dernières années, on avait trop négligé l'étude des agents physiques : mouvement, chaleur, lumière, électricité. Il a fallu les résultats des statistiques étrangères pour nous faire comprendre l'importance de ces nouveaux agents thérapeutiques dans la médecine des accidents du travail. On croyait avoir suffi à toutes les exigences d'un traitement judicieusement dirigé, si les malades étaient assez bien guéris pour se passer de l'aide d'autrui. Nous savions, cependant, que le blessé congédié avec une fracture bien consolidée ou avec une entorse réparée ou avec un rhumatisme articulaire sans fièvre devenu bénin était incapable encore de reprendre son travail professionnel. Dans les cas les plus simples, l'impotence fonctionnelle résultait d'une atrophie musculaire prononcée; mais, sans force musculaire, le convalescent ne pouvait recouvrer la franche mobilité des articulations, que seule, la confiance en soi résultant d'exercices méthodiques répétés, permet d'acquérir à nouveau. D'autre part, la guérison des incapacités fonctionnelles dues à la faiblesse musculaire devenait, avec le temps, de plus en plus en plus difficile. On sacrifiait donc la capacité de travail de nombre de blessés, faute d'établissements réunissant les moyens nécessaires pour atténuer dans une large mesure ce sacrifice par un traitement spécial convenablement dirigé. Je n'ai pas besoin d'en donner une preuve. Celui qui douterait encore de l'exactitude de ce que j'avance, n'a qu'à consulter, pour plus amples informations, les statistiques des sociétés corporatives allemandes, le manuel des accidents de Golebiewski, traduit par le docteur Riche, chirurgien des hôpitaux de Paris, et le traité des accidents du travail de Becker.

Les lois sociales nouvelles, surtout la loi sur les accidents du travail, si peu favorables à d'autres points de vue à la profession médicale, ont rendu quelques services à la médecine des accidents. Parmi ceux-ci, il faut noter au premier chef l'obligation que nous avons désormais de nous occuper non seulement de la guérison d'une blessure, mais aussi de l'atténuation de l'incapacité fonctionnelle en résultant, alors qu'autrefois il était très difficile de traiter convenablement un blessé considéré au point de vue de son aptitude générale au travail.

Notre devoir est actuellement de veiller à ce que chaque blessé puisse récupérer la force et la capacité fonctionnelle maxima. La Mécanothérapie et les agents physiques permettent d'atteindre ce résultat, et la loi sur les accidents a accéléré la généralisation de ce traitement par l'importance financière que présente pour les associations corporatives et les sociétés d'assurances le degré plus ou moins grand de capacité fonctionnelle que nous pouvons rendre à leurs blessés.

Nous devons reconnaître, d'autre part, qu'autrefois le malade s'intéressait beaucoup plus au progrès de ses forces, et que ses efforts personnels tendaient davantage à la guérison, alors qu'aujourd'hui on se heurte parfois à une certaine résistance de la part du blessé lui-même. Nous obtiendrions donc de moins bons résultats que par le passé, si nous ne possédions de plus fortes ressources thérapeutiques. Ces nouvelles ressources thérapeutiques commencent à être généralement admises et après une expérience de plus de cinq années avec un nombre graduellement croissant de blessés, je puis affirmer que le traitement des suites d'accident à l'Institut d'Aix a presque toujours donné des résultats satisfaisants. On obtiendrait mieux encore si le traitement mécanothérapique était régulièrement institué au moment opportun, c'est-à-dire aussitôt la consolidation obtenue dans les fractures simples et après cicatrisation des plaies et disparition des symptômes douloureux aigus dans la plupart des traumatismes.

L'Institut d'Aix, construit spécialement pour y pratiquer les divers traitements par les agents physiques, occupe une surface de quatorze cents mètres carrés. Il contient deux grandes salles carrées de douze mètres de côté et hautes de sept mètres, où sont réunis les appareils de mécanothérapie proprement dits, comprenant plus de cent machines différentes divisées en appareils actifs que fait mouvoir le malade lui-même et en appareils passifs actionnés par un moteur à gaz. Cette section est entourée d'un large couloir donnant accès à quatre salles réservées aux traitements électrothérapiques, au cabinet de radiographie, aux cabines de bains de chaleur radiante et d'air surchauffé, aux salles de massage manuel et vibratoire, aux diverses cabines de bains ordinaires, hydro-électriques, d'acide carbonique ou médicamenteux. Ce couloir est en communication par une de ses extrémités avec la salle d'attente et le cabinet de consultation et d'électro-diagnostic.

Aux ressources toutes spéciales de l'Institut Zander viennent s'ajouter les eaux thermales d'Aix-les-Bains, dont l'efficacité est universellement reconnue dans les raideurs articulaires et autres manifestations de la diathèse rhumatismale. Elles m'ont rendu de signalés services chez les blessés à tempérament arthritique.

Je ne m'attarderai pas, Messieurs, à vous décrire les divers procédés de l'électrothérapie, du massage, de la thermothérapie, etc., que vous avez tous employés plus ou moins fréquemment. Je me contenterai de vous donner un aperçu général sur la Mécanothérapie, méthode plus nouvelle en France, moins connue, et qui, cependant, par son importance mérite d'occuper le premier rang dans le traitement des suites d'accident.

La Mécanothérapie est l'art de provoquer à l'aide de machines des mouvements corporels méthodiques dans un but thérapeutique. — Sa doctrine, déjà ancienne, a été formulée il y a plus de 80 ans par le Suédois Ling. Les procédés manuels de Ling ont été remplacés par l'emploi d'appareils de précision imaginés par le Docteur Zander.

Localiser le mouvement et le doser, tel est le principe de la méthode. — Diviser le corps en autant de segments, qu'il y a d'articulations, faire mouvoir isolément chaque articulation et exercer l'un après l'autre, chaque groupe musculaire, en mesurant exactement d'avance l'étendue de chaque mouvement et l'énergie de chaque effort, voilà en quoi consiste la Mécanothérapie.

Les travaux du Docteur Lagrange sur les mouvements méthodiques ont fait ressortir l'importance des procédés d'exercice de la Mécanothérapie qu'il a qualifiés d'analytiques par opposition aux exercices de gymnastique et aux exercices de sport qui représentent une synthèse de mouvements et d'efforts musculaires ; — un coup d'aviron, une culbute, un rétablissement, etc., sont des mouvements composés qui synthétisent tout un ensemble de mouvements partiels ; la marche elle-même, est la résultante des mouvements du pied, de la jambe, de la cuisse et du bassin. — Les exercices par

Appareil d'assouplissement des membres supérieurs

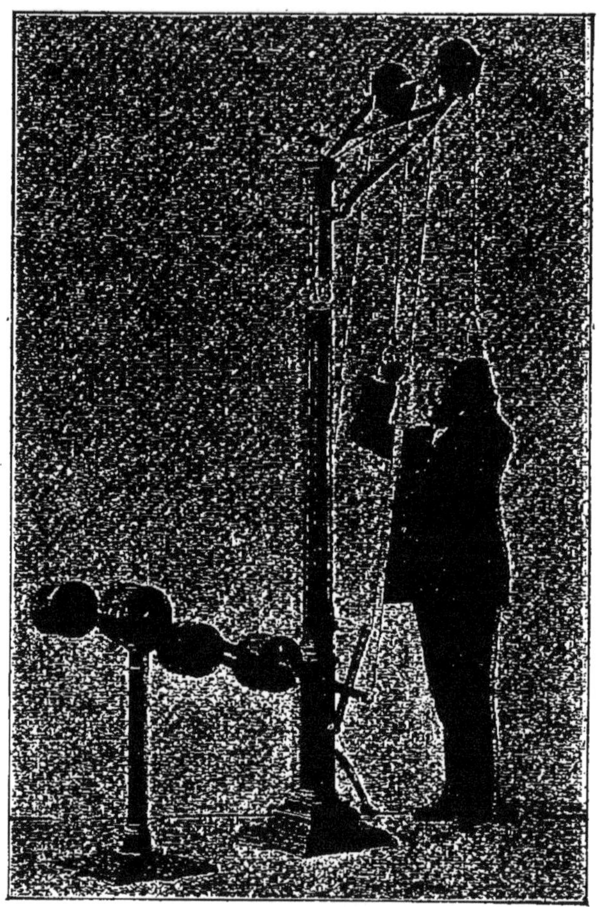

ACTION MÉCANIQUE

Flexion *active* et extension *passive* (avec ou sans résistance) du bras et de l'avant-bras (travail positif, travail négatif).

EFFETS PHYSIOLOGIQUES

Contraction et allongement des muscles : *rhomboïde, angulaire de l'omoplate, petit pectoral, grand pectoral, grand dorsal, grand rond, etc*. Perfectionnement anatomique et fonctionnel des muscles, ligaments et surfaces articulaires. — Accélération de la circulation locale. — Dilatation de la cage thoracique.

INDICATIONS THÉRAPEUTIQUES

Raideurs articulaires (épaule). — Rétractions musculaires et tendineuses. — Atrophies et parésies musculaires. — Troubles de la coordination. — Crampes professionnelles. — Scoliose (action unilatérale).

synthèse de mouvements ne sont guère applicables à des malades et moins encore à des blessés d'accidents. — Pour une personne saine et normalement constituée, la pratique des sports et de la gymnastique est excellente ; mais qu'un membre ou qu'un organe soit pour une cause quelconque en état d'infériorité, tel ou tel exercice peut devenir nuisible.

Nous avons affaire, par exemple, à une incapacité fonctionnelle d'un membre inférieur par atrophie musculaire du triceps fémoral à la suite d'une fracture de cuisse consolidée. — La marche qui met en jeu tous les muscles de la cuisse, semble bien propre à redonner au muscle la vigueur qui lui manque. Cependant, par la marche le malade n'arrivera jamais à refaire son muscle. Pourquoi ? parce qu'il « trichera » en marchant. Des suppléances musculaires s'établiront pour faire exécuter au membre les mouvements sans le concours du triceps qui sera en quelque sorte supplanté par d'autres groupes musculaires. De plus, si celui qui a une atrophie du triceps fémoral souffre en même temps d'une lésion cardiaque, la marche prescrite dans un but thérapeutique, devient dangereuse.

En effet, les effets physiologiques de la marche sont de deux sortes :

1° Locaux ;

2° Généraux.

Les effets locaux, nous les connaissons et nous

Appareil d'assouplissement du coude

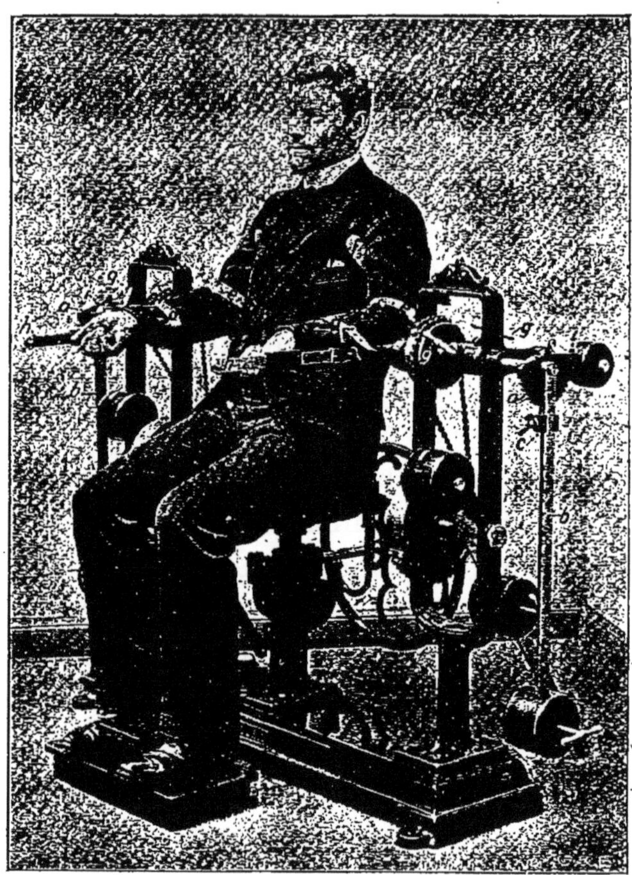

ACTION MÉCANIQUE

Flexion et extension actives ou passives (avec ou sans résistance) de l'avant-bras sur le bras (travail positif, travail négatif).

EFFETS PHYSIOLOGIQUES

Contraction ou allongement des muscles : *biceps brachial, brachial antérieur, long supinateur, rond pronateur*. — Perfectionnement anatomique et fonctionnel des muscles, ligaments et surfaces articulaires. — Accélération de la circulation locale.

INDICATIONS THÉRAPEUTIQUES

Raideurs articulaires (coude). — Rétractions musculaires et tendineuses. — Atrophies et parésies musculaires. — Troubles de la coordination. — Crampes professionnelles.

avons vu que dans le cas du triceps, ils ne remplissaient pas le but cherché.

Les effets généraux seront ressentis par le cœur et les poumons en particulier et si le cœur est malade, des phénomènes se manifesteront bien vite rendant la marche impossible.

La Mécanothérapie, grâce au fractionnement du travail et à l'atténuation de l'effort qui la caractérisent, devient applicable aux sujets les plus faibles au point de vue musculaire et même à ceux porteurs d'une tare organique incompatible avec tout autre genre d'exercices, car elle évite aux malades les dangers des effets généraux des exercices corporels.

Les appareils utilisés en Mécanothérapie ont été construit les uns pour des mouvements actifs, d'autres pour des mouvements passifs, d'autres pour des opérations mécaniques (vibration, percussion, pétrissage, etc.), d'autres enfin sont des appareils orthopédiques.

Les appareils à mouvements actifs fonctionnent au moyen de la force musculaire même du sujet. La résistance à vaincre consiste en un levier mobile gradué le long duquel peut se déplacer un contrepoids. L'emploi des leviers offre l'avantage de faire varier la résistance pendant la contraction même du muscle ou du groupe musculaire conformément aux lois physiologiques et mécaniques de la fonction

Appareil à respiration active

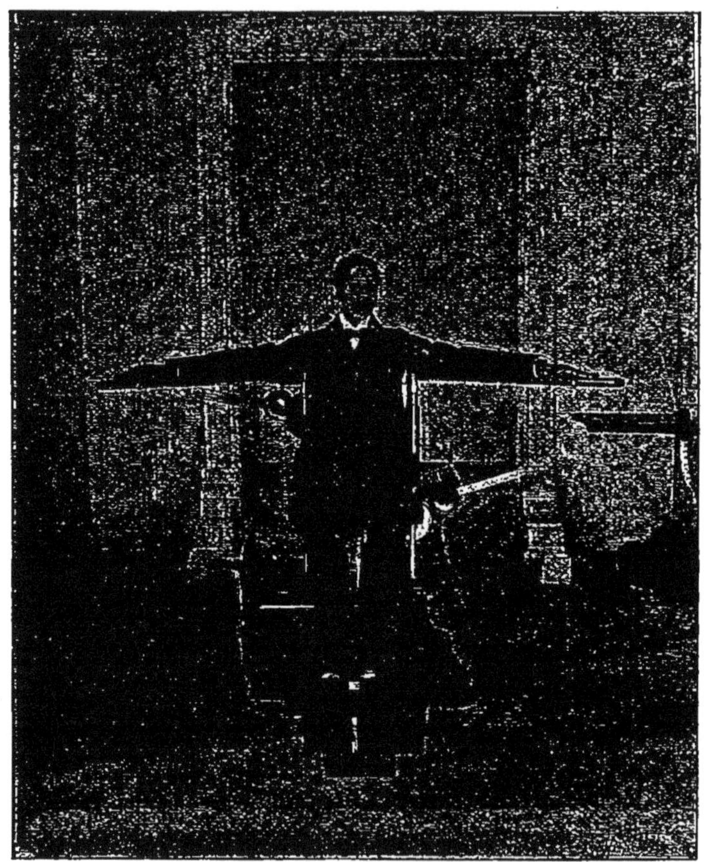

ACTION MÉCANIQUE

Dilatation de la cage thoracique par inspiration et expiration actives. — Adduction et abduction actives ou passives des membres supérieurs dans la position horizontale.

EFFETS PHYSIOLOGIQUES

Augmentation de l'activité respiratoire. — Développement des muscles inspirateurs. — Perfectionnement anatomique et fonctionnel des muscles, ligaments et surfaces articulaires de l'épaule.

INDICATIONS THÉRAPEUTIQUES

Troubles de la respiration par parésie des muscles inspirateurs. — Raideurs articulaires de l'épaule. — Rétractions musculaires et tendineuses. — Atrophie des muscles du bras.

musculaire ; il permet en outre de doser la résistance de la façon la plus parfaite.

On sait en effet, d'après le théorème mécanique du parallèlogramme des forces, que, pendant la durée du déplacement volontaire d'un membre, le maximum d'énergie développée se produit au moment où les bras de levier forment entre eux un angle droit. La loi physiologique de Schwann d'autre part, nous apprend que : « La force absolue d'un muscle diminue à mesure qu'il se raccourcit en se contractant. »

A chaque groupe particulier de muscles correspond un appareil construit en se guidant sur ces deux indications : l'une mécanique, tirée de la direction des bras de leviers, et l'autre physiologique, déduite du moment du plus grand raccourcissement du muscle.

A l'aide du levier, on arrive à satisfaire cette exigence importante : « pendant toute la durée du mouvement, la résistance se modifie pour s'adapter aux variations naturelles de l'effet de la contraction musculaire dans les diverses phases de ce mouvement. » Lorsque cet effet est au maximum, le levier occupe la position dans laquelle la résistance arrive à son maximum, c'est-à-dire, la position horizontale ; pendant que l'effet augmente, le levier se rapproche de cette position ; dès qu'il diminue, le levier s'en écarte. Le contrepoids susceptible de se déplacer le long du levier, est fixé au moyen d'une

Appareil d'assouplissement de l'épaule

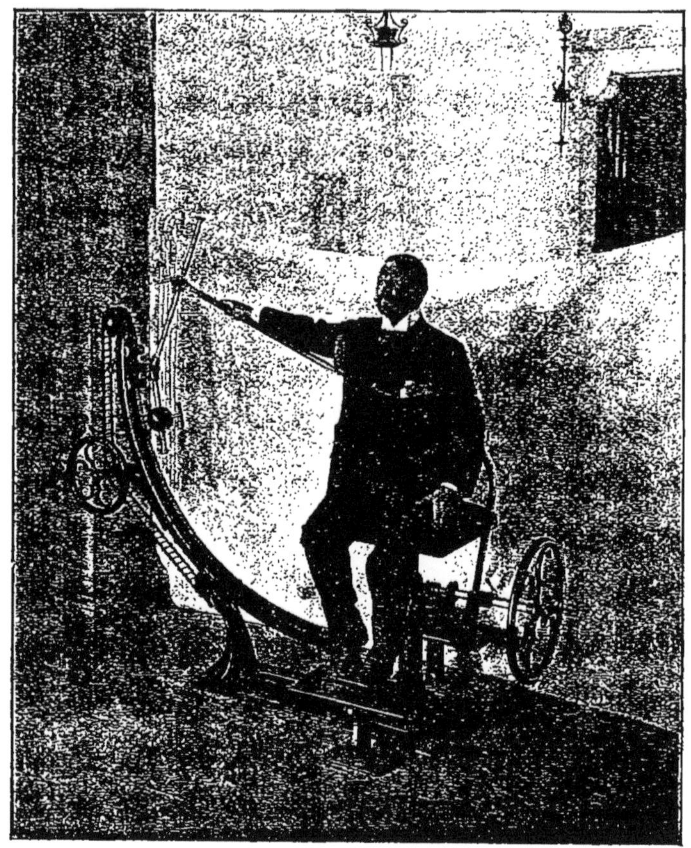

ACTION MÉCANIQUE

Circumduction active et passive (avec ou sans résistance) de l'articulation de l'épaule (travail positif, travail négatif).

EFFETS PHYSIOLOGIQUES

Contraction ou allongement en totalité ou par groupe des muscles du bras. — Perfectionnement anatomique des muscles, ligaments et surfaces articulaires.

INDICATIONS THERAPEUTIQUES

Raideurs articulaires. Rétractions musculaires et tendineuses. — Atrophies et parésies musculaires. — Troubles de la coordination. — Œdème des membres supérieurs.

vis de pression, à une distance plus ou moins grande du point fixe du levier : On obtient ainsi le degré de charge voulu, depuis le minimum jusqu'au maximum propre à chaque appareil. — Le poids relatif de la charge est indiqué par la graduation de l'appareil et l'énergie du mouvement est, pour ainsi dire, pesée sur une balance donnant sa valeur pondérale exacte. L'augmentation graduelle de l'énergie du mouvement si nécessaire pour le développement normal des muscles peut donc être réalisée avec sûreté et au degré qui convient à chaque cas.

Les appareils à mouvements actifs de Zander sont au nombre de 34, répartis en trois séries, dont une correspond aux mouvements du bras, une autre aux mouvements des jambes et la troisième aux mouvements du tronc.

Les appareils pour les mouvements passifs sont actionnés à l'aide d'un moteur pour effectuer sans la collaboration des muscles, la mobilisation des divers segments des membres à l'effet d'en étendre et assouplir les capsules articulaires, les tendons, les ligaments et les muscles. Ces machines, grâce à un réglage de précision mathématique, permettent de graduer les mouvements sans jamais dépasser l'amplitude prescrite, de les augmenter insensiblement et de se rendre compte à chaque instant des progrès réalisés dans la mobilisation d'une articulation ou dans les rétractions tendineuses ou musculaires.

Appareil pour le massage du bras et de l'avant-bras par friction et pétrissage

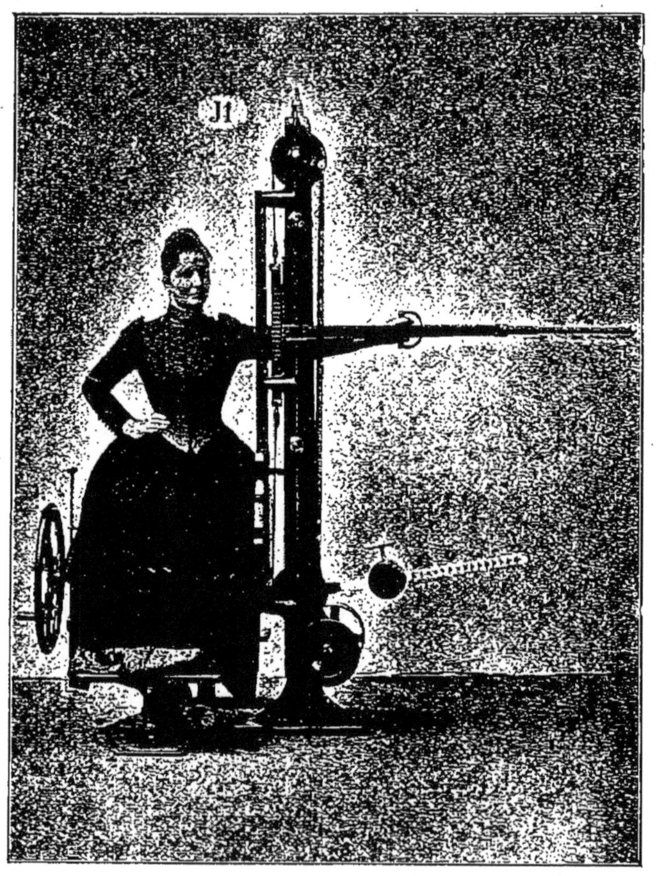

ACTION MÉCANIQUE

Friction et pétrissage des membres supérieurs.

EFFETS PHYSIOLOGIQUES

Accélération de la circulation locale. — Accroissement de la nutrition des muscles.

INDICATIONS THÉRAPEUTIQUES

Atrophies et parésies musculaires. — Infiltrations interstitielles. — Maladies par nutrition retardante, etc.

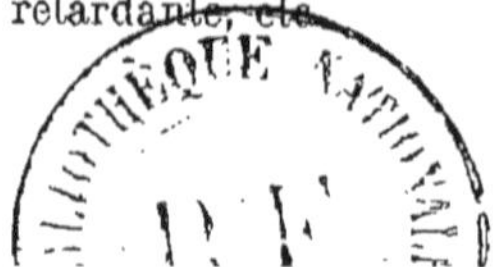

On admet théoriquement que le mouvement passif est une atténuation du mouvement actif et c'est cependant parfois l'inverse qu'on observe. Pourquoi ? Parce que, malgré la perfection des appareils, les malades, avant d'être accoutumés à ce genre d'exercices, contractent instinctivement leurs muscles, et une certaine accoutumance est nécessaire pour arriver à ne faire intervenir aucun effort musculaire dans l'exercice passif. Les Suédois ont coutume de dire, non sans raison : « Il faut un apprentissage, non seulement pour faire la gymnastique, mais aussi pour la recevoir ».

Les appareils à mouvements passifs se divisent en deux catégories.

1° Les appareils à mouvements passifs proprement dits. Ces appareils au nombre de 20, mobilisent les articulations en déplaçant les leviers osseux. Ils permettent de produire dans les divers segments des membres la flexion et l'extension forcée, l'adduction et l'abduction forcée, la circumduction passive ; un appareil enfin produit l'extension forcée de la colonne vertébrale avec élévation des épaules et provoque en même temps, la respiration artificielle par dilatation passive de la cage thoracique.

2° Les appareils à balancement au nombre de trois. Ils représentent des sièges mobiles qui font subir au corps du sujet des oscillations régulières, unilatérales ou bilatérales et divers mouvements de circumduction du bassin combinés avec un déplacement latéral.

Les appareils pour les opérations mécaniques, réalisent mécaniquement toutes les formes du massage (effleurage, friction, pétrissage, percussion, vibration) avec une pression réglable et une régularité de mouvement impossible à obtenir manuellement.

Ils forment quatre groupes : Les appareils de vibration au nombre de deux, constituent le premier groupe. Ces machines d'une merveilleuse puissance, permettent de communiquer des vibrations d'une intensité réglable mais de fréquence uniforme (trois cents par minute) aux membres inférieurs ou à la totalité du corps ; ils peuvent en outre localiser les vibrations à l'aide de tampons ou de pelotes de formes variées permettant d'effectuer le massage vibratoire d'une articulation, de l'estomac, de l'intestin, de la région du cœur, etc.

Le deuxième groupe est formé par les appareils à tapotement au nombre de quatre. Leur organe principal consiste en une série de pelotes convexes en forme de marteaux montés sur ressort qui se déplacent automatiquement par un mouvement alternatif de bas en haut et de haut en bas, en percutant le tronc ou les membres. Ils réalisent avec une précision et une régularité de pression remarquables le massage suédois par tapotement.

Le troisième groupe est représenté par un seul

appareil qui exécute le massage par pétrissage de l'abdomen. Cinq roulettes capitonnées se relèvent et s'abaissent l'une après l'autre au centre d'une banquette où le patient doit se coucher à plat ventre, en présentant aux roulettes la région épigastrique et la partie médiane de l'abdomen. Quand l'appareil est en marche, il se produit un double mouvement : en même temps que les roulettes s'abaissent et s'élèvent pour venir « pétrir » la région en contact avec elles, le cadre sur lequel le malade est couché subit un va-et-vient régulier, grâce auquel la surface abdominale est promenée de l'épigastre à l'hypogastre sur les roulettes qui les « pétrissent ». L'intensité du pétrissage est réglable à volonté.

Le quatrième groupe comprend dix appareils de massage par friction et par effleurage. Les uns, à l'aide de courroies ou de lames garnies de saillies régulières qui s'écartent en faisant ressort, permettent au sujet de placer le bras ou la jambe entre les courroies ou les lames animées de deux mouvements : 1° un mouvement de va-et-vient en sens inverse pour effectuer un massage par friction, d'intensité réglable ; 2° un mouvement de déplacement le long de l'axe des membres pour les parcourir dans toute leur étendue. Les autres réalisent l'effleurage à l'aide de roues capitonnées qui se déplacent régulièrement et en appuyant plus ou moins sur les régions soumises au traitement.

Un appareil enfin est destiné au massage par

Appareil d'assouplissement du pied

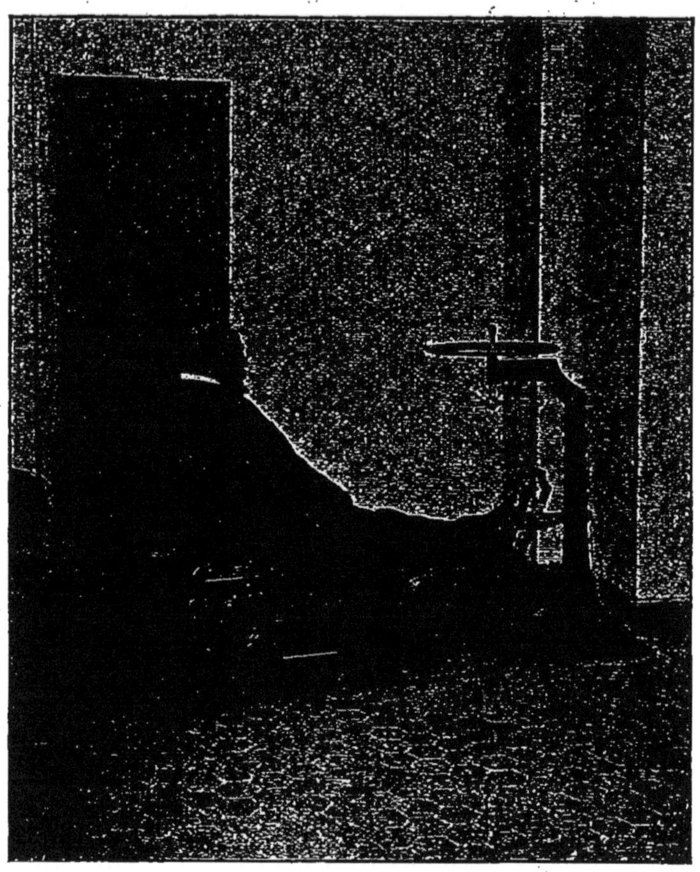

ACTION MÉCANIQUE

Circumduction *active* et *passive* (avec ou sans résistance) de l'articulation tibio-tarsienne (travail positif, travail négatif).

EFFETS PHYSIOLOGIQUES

Contraction ou allongement en totalité ou par groupes des muscles : *triceps sural, jambier postérieur, fléchisseurs des orteils, péroniers, jambier antérieur, extenseurs des orteils.* — Perfectionnement anatomique et fonctionnel des muscles, ligaments, surfaces articulaires.

INDICATIONS THÉRAPEUTIQUES

Raideurs articulaires (cou-de-pied). Rétractions musculaires et tendineuses. — Atrophies et parésies musculaires. — Trouble de la coordination. Œdème des membres inférieurs.

friction circulaire de l'abdomen. Il consiste en deux pelotes accouplées qui décrivent un cercle dont chacune occupe l'extrémité diamétrale et produisent un massage de l'abdomen suivant la forme employée dans le massage manuel.

Les appareils orthopédiques exercent, par suite du poids même du sujet ou par le moyen de combinaisons mécaniques, une pression correctrice sur la charpente osseuse ou une extension des parties molles.

Au nombre de quinze, ils se divisent en appareils à redressement statique et en appareils à redressement actif. Je ne vous décrirai ici ni leur forme, ni leur mode d'emploi, car ils sont de moindre importance pour le traitement des suites d'accident, et trouvent surtout leur application dans le traitement des déviations de la colonne vertébrale.

Messieurs, après cet exposé, très incomplet cependant, des principes et de la technique de la Mécanothérapie, je dois vous dire quelques mots de l'action physiologique des mouvements méthodiques. Je me bornerai à vous rappeler les grandes lignes de cette étude si intéressante au point de vue des déductions thérapeutiques qui nous intéressent particulièrement.

Le médecin qui dirige un traitement mécanothérapique, qu'il se serve d'appareils pour les mouvements actifs, passifs, ou d'appareils pour le massage, est absolument maître du mouvement

Appareil d'assouplissement du genou

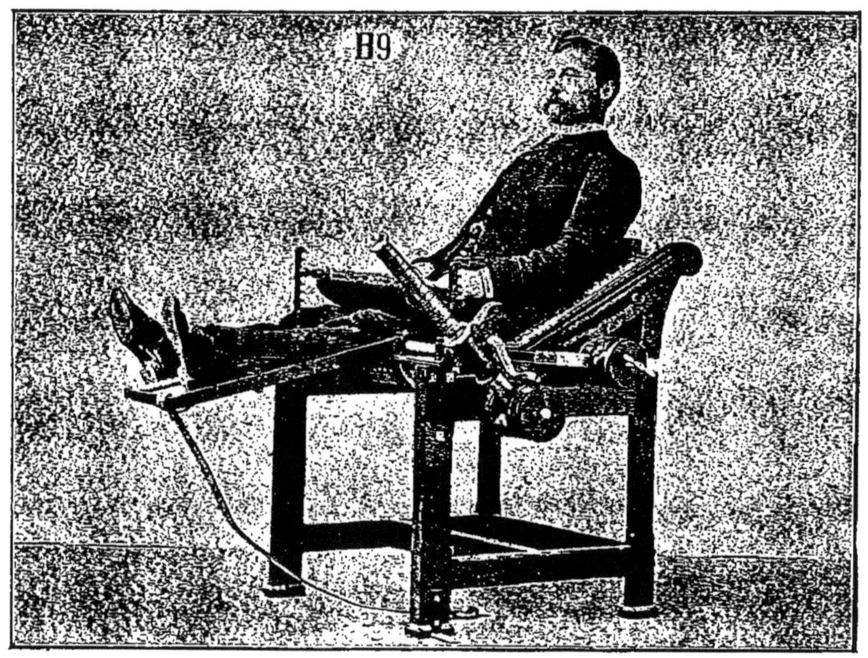

ACTION MÉCANIQUE

Flexion et extension actives ou passives (avec ou sans résistance) de la jambe sur la cuisse (travail positif, travail négatif).

EFFETS PHYSIOLOGIQUES

Contraction ou allongement des muscles de la cuisse. Perfectionnement anatomique et fonctionnel des muscles, ligaments et surfaces articulaires. — Accélération de la circulation locale.

INDICATIONS THÉRAPEUTIQUES

Raideurs articulaires. — Rétractions musculaires et tendineuses. — Atrophies et parésies musculaires. — Troubles de la coordination.

exécuté par son malade. Il est sûr comme le dit le Docteur Lagrange, d'exercer les muscles voulus, à l'exception des autres, et sûr de leur donner la dose d'exercice qui lui semble indiquée, sans aller au delà, ni rester en deçà.

Au point de vue physiologique, le mouvement actif se différencie du mouvement passif.

Dans le mouvement actif, il y a deux choses à considérer :

1° Le mouvement lui-même, c'est-à-dire le déplacement du corps ou des membres.

2° L'effort musculaire, cause de ce mouvement.

Dans le mouvement passif qui est provoqué par un appareil, sans que la volonté du sujet intervienne et sans que ses muscles entrent en contraction, nous avons seulement à tenir compte du déplacement du corps, d'un membre ou d'un segment de membre, la cause du mouvement étant une force motrice extérieure.

Action physiologique des mouvements actifs. Dans les mouvements méthodiques actifs, l'effort musculaire, c'est-à-dire, la cause qui produit le mouvement a pour résultat la contraction du muscle. Donc l'action physiologique primordiale est de provoquer le raccourcissement d'un groupe musculaire, de le faire se contracter.

La contraction musculaire produit des effets

Appareil pour le massage des membres inférieurs par friction et pétrissage

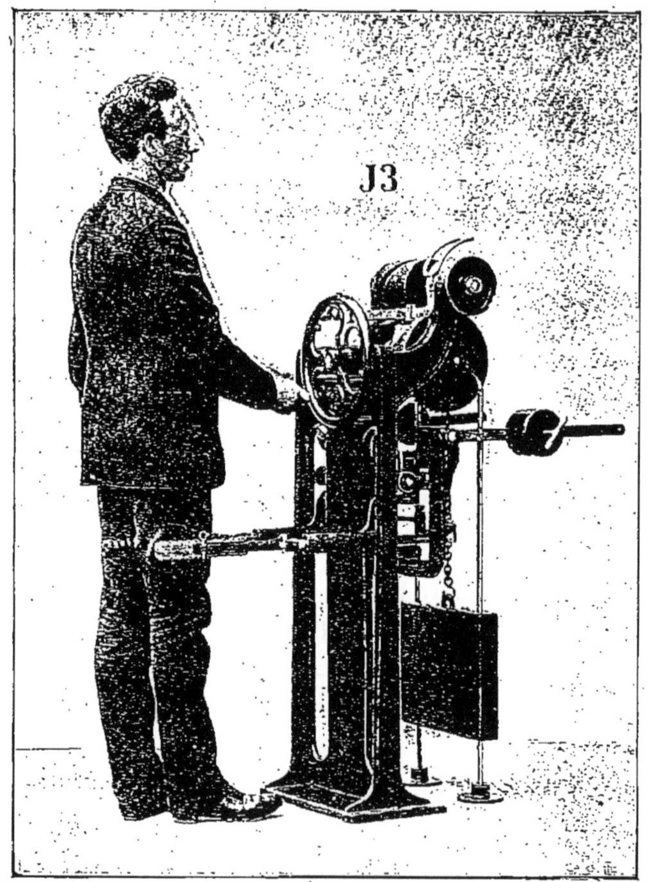

ACTION MÉCANIQUE

Friction et pétrissage des membres inférieurs.

EFFETS PHYSIOLOGIQUES

Accélération de la circulation locale. — Accroissement de la nutrition des muscles.

INDICATIONS THÉRAPEUTIQUES

Atrophies et parésies musculaires. — Infiltrations interstitielles. — Maladies par nutrition retardante, etc.

locaux et généraux. Les effets locaux se divisent en immédiats et consécutifs.

A. *Effets locaux immédiats.* — Ils peuvent se résumer en :

1° Effets de mobilisation (mobilisation des articulations correspondantes).

2° Effets sur la circulation (augmentation de l'activité circulatoire dans le muscle même).

3° Effets sur le système nerveux (excitation des filets nerveux tributaires du groupe musculaire).

4° Effets caloriques (augmentation de la chaleur locale).

5° Effets sur les oxydations (activité plus grande des échanges organiques au sein du muscle).

B. *Effets locaux consécutifs.* — La répétition des mouvements actifs produit une modification dans le groupe musculaire et l'articulation exercés, que Lagrange appelle un état local d'entrainement en vertu duquel la région acquiert plus d'aptitude au mouvement. Quand le muscle se contracte, il se raccourcit, il grossit, et par ses différents états successifs de repos et de contraction agit mécaniquement sur les tissus voisins. C'est une sorte de massage qu'il leur fait subir. Action très douce, plus douce même que les mouvements passifs. Il les comprime, les tiraille, les malaxe, mais tout cela

Grand appareil vibrateur Zander

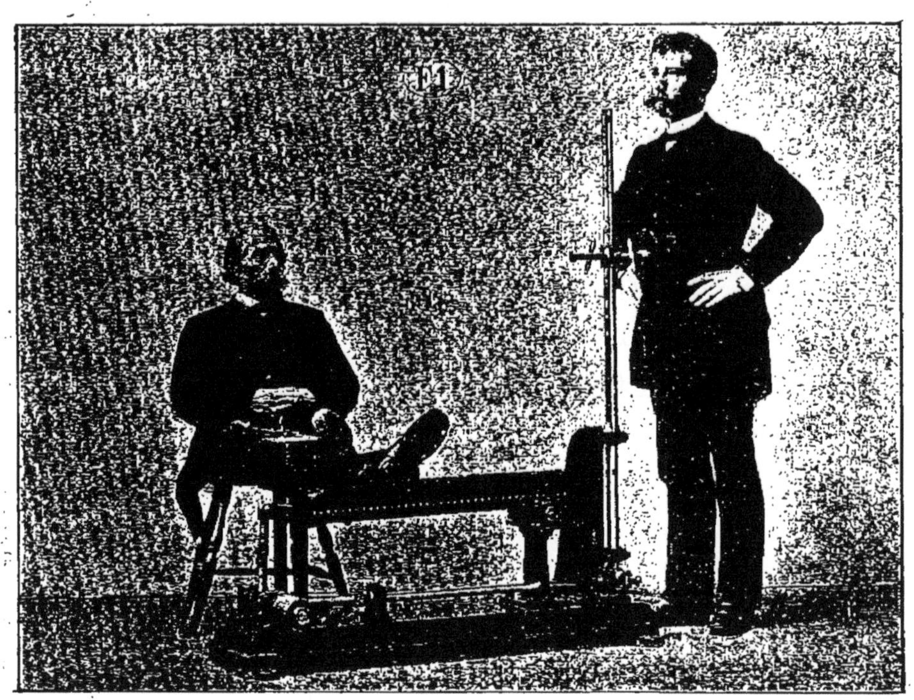

ACTION MÉCANIQUE

Vibrations. — Massage vibratoire localisé.

EFFETS PHYSIOLOGIQUES

Accélération de la circulation capillaire. — Action variable sur l'excitabilité nerveuse suivant la durée.

INDICATIONS THÉRAPEUTIQUES

Troubles circulatoires (varices, œdème des membres inférieurs, etc.). Infiltrations musculaires et tendineuses. — Névralgies. — Névrites, etc. — Névroses. — Neurasthénie. — Dilatation de l'estomac. — Constipation, etc.

d'une façon très atténuée. Il en résulte une circulation plus active dans ces tissus, les filets nerveux sont stimulés et parfois cette façon de massage peut exercer une action très spéciale sur les organes internes, quand ils sont à portée de subir cette action mécanique. Le travail des muscles abdominaux, par exemple, se fait sentir par voisinage à l'estomac, l'intestin, le foie. Ces effets de voisinage par leur répétition amènent une sorte d'entrainement qui consiste non plus dans une suractivité passagère de l'appareil auquel les muscles sont annexés, mais dans un perfectionnement durable de la fonction.

La Mécanothérapie active évite les effets généraux, c'est-à-dire ces manifestations du retentissement des mouvements musculaires sur les grandes fonctions vitales, la circulation générale, la respiration, elle produit cependant une suractivité des oxydations organiques et une rééducation toute spéciale des centres cérébro-spinaux de la volition et de la coordination, puisqu'il s'agit de mouvements actifs, c'est-à-dire voulus.

Action physiologique des mouvements passifs. — Les appareils à mouvements passifs auxquels se rattachent, au point de vue physiologique, les divers appareils à massage produisent, comme les mouvements actifs, des effets locaux et généraux.

Les effets locaux peuvent également se diviser en effets locaux immédiats et consécutifs.

Appareil pour la respiration artificielle et l'extension de la colonne vertébrale

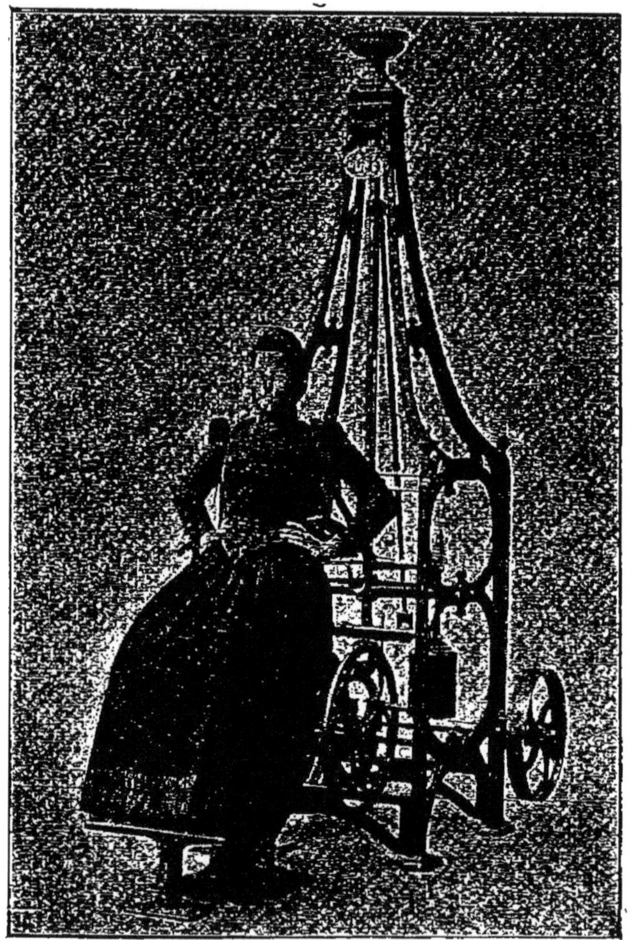

ACTION MÉCANIQUE

Extension passive de la colonne vertébrale avec élévation des épaules et dilatation passive de la cage thoracique.

EFFETS PHYSIOLOGIQUES

Augmentation de la capacité pulmonaire et du vide pleural. — Accélération de la circulation en retour et de la circulation pulmonaire.

INDICATIONS THÉRAPEUTIQUES

Déviations vertébrales et thoraciques. — Troubles de la respiration ; adhérences pleurales, Asthme, Emphysème pulmonaire. — Congestions viscérales passives. — Dilatation du cœur droit, etc.

A. *Effets locaux immédiats.* — Ce sont les plus importants. Il se font sentir et apprécier surtout sur les articulations. Par le mouvement, on rétablit la mobilité d'une articulation qui, immobilisée, tend à s'ankyloser. Les ligaments s'assouplissent, la sécrétion de la synovie se régularise, les capsules articulaires s'étendent, en un mot, la fonction de l'organe se perfectionne.

B. *Effets locaux consécutifs.* — Les tissus avoisinant les articles ressentent les effets de la mobilisation passive.

Dans le muscle, par exemple, la fibre musculaire subit un déplacement et une élongation. Il en résulte un assouplissement du groupe musculaire, qui nous permet de nous rendre compte de l'utilité des mouvements passifs dans tous les états où nous rencontrons de la contracture ou de la rétraction (crampes, torticolis, rhumatisme articulaire, toutes les myosites, etc.). Les mouvements de balancement, le massage mécanique et particulièrement le massage vibratoire ont une efficacité très grande pour lutter contre les contractures et l'élément douleur. La contracture, lorsqu'elle cède, ne comprime plus les filets nerveux et cette compression, cause de la douleur, ayant disparue, la douleur disparaît également.

Les mouvements passifs ont une action purement mécanique sur la circulation. Le cours du sang se précipite toujours dans une direction centripète et il

Appareil pour le massage par friction circulaire de l'abdomen

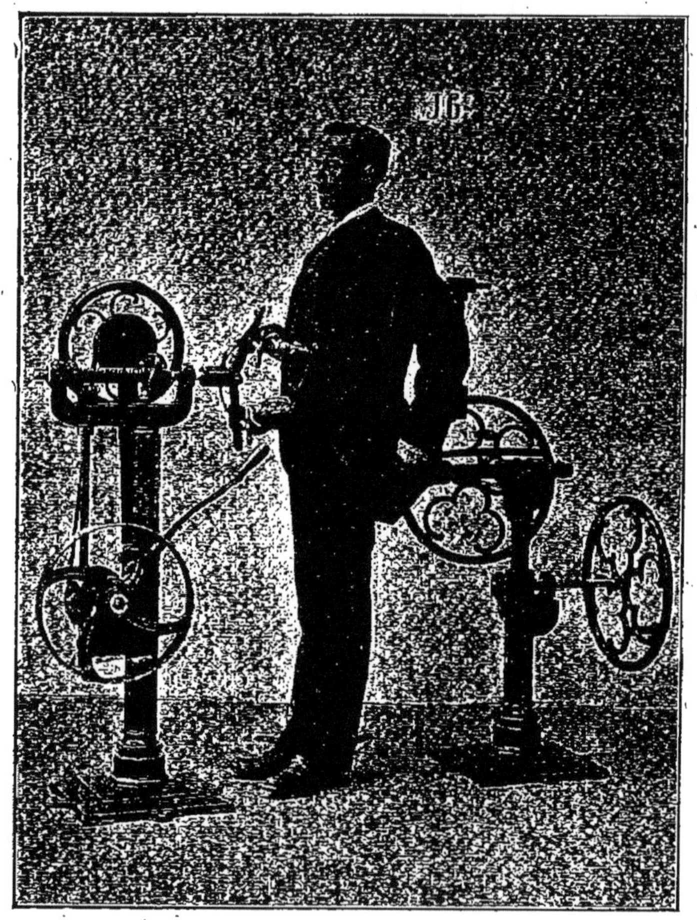

ACTION MÉCANIQUE

Friction circulaire de l'abdomen (mouvement de droite à gauche).

EFFETS PHYSIOLOGIQUES

Accélération de la circulation abdominale. — Contraction des muscles intestinaux.

INDICATIONS THÉRAPEUTIQUES

Constipation. — Obésité. — Entéroptose, etc.

se fait une sorte d'aspiration de la périphérie au centre qui a comme conséquence d'empêcher la stase dans les capillaires.

Sur les filets nerveux, les mouvements passifs exercent une influence sédative, à l'inverse des mouvements actifs ou voulus qui sont un excitant des centres nerveux. Le bercement est un mouvement passif, et les mères n'ont encore rien trouvé de mieux pour calmer et endormir leurs bébés. Le mouvement de la voiture, du chemin de fer invite au sommeil. C'est donc avec raison que le mouvement passif est employé en thérapeutique comme sédatif.

Les effets locaux des divers massages mécaniques sont multiples : l'assouplissement des muscles et des ligaments rétractés, la destruction des adhérences inflammatoires, le dégorgement des capillaires où le sang se trouve en stagnation, la rentrée dans les vaisseaux des liquides extravasés, la disparition de certains éléments pathologiques, exsudats inflammatoires liquides ou organisés, la résorption de certains tissus organiques comme les graisses, tels sont les effets principaux de cette branche de la mécanothérapie.

Effets généraux des mouvements passifs. — Les effets généraux des mouvements passifs s'obtiennent par la répétition d'un mouvement pendant un certain temps et avec une certaine énergie. Ils sont comparables à ceux des mouvements actifs,

Appareil à vibration totale du corps

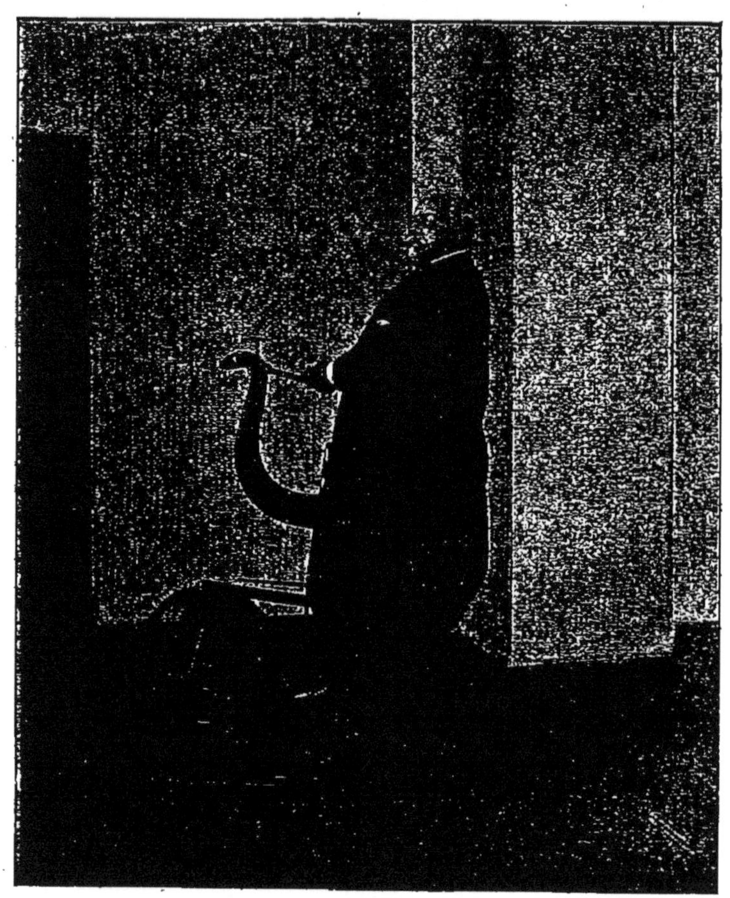

ACTION MÉCANIQUE

Vibrations à mouvement vertical.

EFFETS PHYSIOLOGIQUES

Action variable sur l'excitabilité nerveuse suivant la durée. — Accélération de la circulation générale et particulièrement des organes splanchniques.

INDICATIONS THÉRAPEUTIQUES

Constipation. — Obésité. — Congestion du foie. — Neurasthénie.

mais beaucoup moins intenses. L'effet thérapeutique si remarquable dans certaines affections, des longs voyages en voiture ou en chemin de fer, est dû surtout aux effets généraux des mouvements passifs, communiqués au patient par le train ou la voiture. La mécanothérapie, par la variété et la puissance de ses appareils à mouvements passifs, constitue une méthode unique pour l'application de ce genre de traitement.

Messieurs, vous m'excuserez si je laisse de côté les indications thérapeutiques, mais le champ en est trop vaste pour la durée de notre entretien, et au point de vue de la médecine des accidents, l'action physiologique fait suffisamment ressortir ce que vous êtes en droit d'attendre d'un traitement mécanothérapique pour faire récupérer à vos blessés le maximum possible de capacité fonctionnelle.

J'aurai atteint le but que je me proposais si, grâce à votre bienveillante attention, j'ai pu mettre en lumière, avec une clarté suffisante, les réels avantages de l'application raisonnée des mouvements méthodiques au traitement des suites d'accident. Je serai, du reste, toujours très heureux de me mettre à la disposition de ceux d'entre vous, de passage à Aix-les-Bains, pour leur faire visiter l'Institut mécanothérapique et leur donner tous les détails pouvant les intéresser.

J'abuserai de vous encore quelques instants

Appareil pour le massage du dos par tapotement

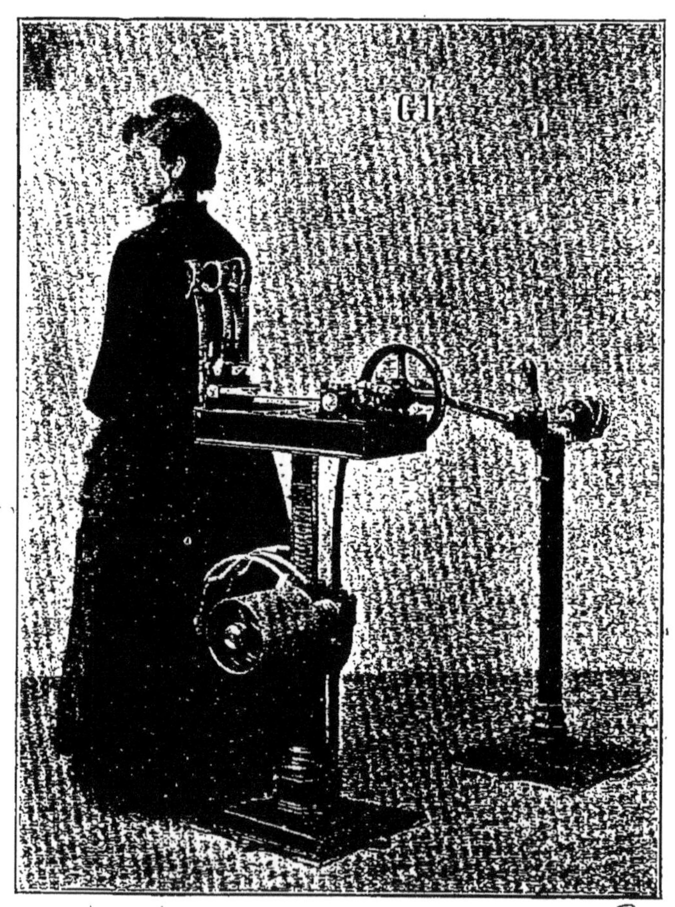

ACTION MÉCANIQUE

Percussion élastique de la région dorsale.

EFFETS PHYSIOLOGIQUES

Suractivité circulatoire de la région percutée. — Résorption locale du tissu adipeux. — Action excitante sur le système nerveux.

INDICATIONS THÉRAPEUTIQUES

Obésité (action surtout locale). — Maladies par nutrition retardante.

pour vous donner quelques renseignements pratiques sur l'organisation du service de la Compagnie à l'Institut d'Aix.

Quand un médecin de la Compagnie juge utile un séjour à l'Institut mécanothérapique pour un de ses malades, il doit, tout d'abord, en faire la demande à M. le Médecin en chef. Une fois l'autorisation accordée, le médecin traitant reçoit un billet d'admission pour son blessé. Celui-ci, muni du billet d'admission et sans aucune autre formalité se rend à Aix où il est hospitalisé à son arrivée par les soins de l'Institut. On procède le jour même ou le lendemain à son examen de réception, son état initial est exactement noté à l'aide d'un compas d'épaisseur, d'une mesure à ruban et d'un goniomètre. Au cas où un supplément de diagnostic est nécessaire pour mieux déterminer les lésions et la direction du traitement, on a recours soit à l'électrodiagnostic, soit à la radioscopie ou à la radiographie. Si on soupçonne une simulation possible, des manœuvres et des exercices spéciaux servent à contrôler la réalité ou l'exagération des symptômes accusés par le malade.

Une fois le traitement institué, des aides expérimentés en surveillent continuellement l'application. Chaque semaine, le progrès est déterminé par une notation nouvelle qui peut faire modifier la prescription. Au moment de l'exeat, on dresse un état définitif servant de base au rapport de sortie qui est adressé au médecin de la Compagnie le lendemain du départ du malade.

Je termine, Messieurs, en remerciant M. le Médecin en Chef, qui, après avoir organisé il y a près de deux ans, le service du traitement des suites d'accident de la Compagnie à l'Institut d'Aix, m'a permis de vous en entretenir aujourd'hui ; en vous remerciant tous de votre présence à cette causerie professionnelle ; car je n'oublie pas que le but de votre réunion annuelle est de permettre aux membres de la famille médicale de la Compagnie de reprendre contact après une année de labeurs quotidiens et non de s'occuper encore de questions scientifiques.

Je me retire donc avec la crainte de laisser dans votre esprit le mauvais souvenir d'un chemin trop aride pour gagner les glaciers des Alpes, que vous êtes venus admirer de tous les points du réseau.

Genève, 21 Août 1904

AIX-LES-BAINS
DES PRESSES DE P.-A. GÉRENTE
RUE DE GENÈVE

1904

www.ingramcontent.com/pod-product-compliance
Ingram Content Group UK Ltd.
Pitfield, Milton Keynes, MK11 3LW, UK
UKHW012114240726
13965UKWH00004B/1773